NOTE

SUR

L'HISTORIQUE

DES

INJECTIONS INTRA-UTÉRINES

PAR LE

DOCTEUR BREUCQ

(DE BAYONNE)

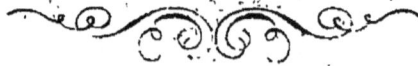

BAYONNE

IMPRIMERIE A. LAMAIGNÈRE, RUE VICTOR HUGO, 39

1888

NOTE

SUR

L'HISTORIQUE

DES

INJECTIONS INTRA-UTÉRINES

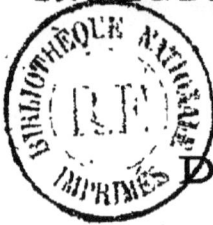

PAR LE

Docteur BREUCQ

(DE BAYONNE)

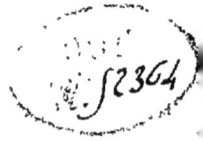

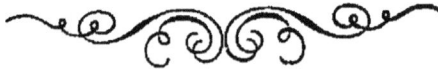

BAYONNE

IMPRIMERIE A. LAMAIGNÈRE, RUE VICTOR HUGO, 39

—

1888

NOTE SUR L'HISTORIQUE

DES

INJECTIONS INTRA-UTÉRINES

On s'est beaucoup occupé, dans ces dernières
années, des injections intra-utérines ; elles
ont eu leurs partisans et leurs détracteurs.
Quelle que soit la valeur de ce moyen théra-
peutique, dont, pour ma part, j'ai toujours
eu à me louer, il est intéressant de connaître
le nom du médecin qui, le premier, a osé
porter le remède jusque dans la cavité de
l'utérus.

Dans une thèse justement estimée, qui
renferme l'historique le plus complet de la
question (1), le docteur Joanny Rendu attribue
le mérite de la découverte à Recolin (année
1757). Mais il me sera facile d'établir que
longtemps avant Recolin, un habile chirurgien
saintongeais, nommé Ruleau, faisait des
injections dans la matrice ; il me suffira de
citer quelques extraits du livre suivant :

(1) *De l'utilité des lavages intra-utérins antiseptiques
dans l'infection puerpérale*, par le docteur Joanny Rendu,
thèse de Paris, 1879.

Traité de l'opération césarienne et des accouchemens difficiles & laborieux, par Ruleau, maître chirurgien juré à Xaintes, Paris 1704 (1). Je respecte l'orthographe de l'auteur.

Page 138 : « *Observation importante.* — Quelques fois l'arriere-faix est si adherant à la matrice que le Chirurgien a bien de la peine à le tirer, c'est ce que j'ay observé en plusieurs femmes, & notamment à la femme d'un nommé Aubry Boulanger de cette Ville ; aprés qu'une matrône eût fait tous ses efforts pour la delivrer, sans y avoir pû reüssir, on me manda pour y travailler : Ayant introduit la main dans le fond de la matrice, je trouvay la plus grande partie du placenta adherante au corps de la matrice, & je reconnus qu'il étoit fort desseché ; Comme il me fut difficile de le tirer en entier, j'en ostay la plus grande partie à plusieurs morceaux avec toute la douceur possible, ne voulant pas violenter cette partie, crainte de causer quelque hœmor-

---

(1) La bibliothèque de la Faculté de médecine de Paris possède un exemplaire de cet ouvrage qui est devenu très rare.

rhagie, ou quelque inflamation dont la corruption auroit pû suivre ; je me contentay d'user le plus promptement que je pûs d'injections dans cette partie, de faire des fomantations sur le ventre & donner quelques lavemens acres pour irriter la nature ; Enfin par ces remedes, le reste se détacha, sortit en trois ou quatre morceaux fætides et corrompus, & la femme se porta mieux. »

Page 226 : « Ce n'est pas assez que d'avoir delivré la femme heureusement, & de voir que l'hæmorragie ou flux de sang soit cessé, il faut prendre garde que la rétention des vuidanges ne suive, ou qu'il ne reste quelques grumeaux de sang qui pourroient se corrompre & causer de fâcheux accidens & la mort même, ainsi que je l'ay vû arriver à quelques femmes, & depuis peu à une Dame de la premiere Qualité de cette Province, faute d'y avoir aporté les remedes necessaires, dans le temps qu'il faloit, pour prevenir ce malheur. — Je dirai sur ce sujet, qu'aïant esté appelé il y a prés de trente ans, pour voir la femme d'un Boulanger du Faux-bourg de Saint Pallais de cette Ville de Xaintes, laquelle avoit accouché assez heureusement dans une grande perte, cette perte cessa dés le moment qu'elle fut accouchée, neanmoins la fiévre ne laissa pas de survenir le lendemain avec une grande douleur de teste, des horreurs, & des frissons qui la travailloient beaucoup, c'est à raison de ces accidens que je fus mandé. L'ayant interrogée sur toutes les circonstances de son mal, je remarquay que les lochyes ou vuidanges ne couloient point du tout, & la trouvant fort mal je fis appeler Monsieur Yvon Medecin celebre dont j'ay déja parlé, nous conferâmes ensemble & nous convinmes des remedes qui furent donnez dans tout l'ordre, mais sans aucun succés. Les accidens augmenterent : Le délire & la convulsion survinrent, & la mort suivit. Or comme j'avois remarqué en luy apliquant des ventouses sur les cuisses, qu'il exaloit de ses parties des vapeurs corrompuës & fætides, je crûs qu'il estoit resté quelque portion de l'arriere-faix, ou quelque faux germe qui avoit causé ce desordre : Je demanday à son mary aprés qu'elle fut decedée permission de l'ouvrir, & il nous l'accorda. Nous en fismes donc l'ouverture, & nous

trouvâmes dans la matrice trois gros grumeaux
de sang qui bouchoient si fort son orifice
interne, qu'ils avoient empêché que rien ne
pût sortir ; elle estoit remplie de quantité de
sang pourri & tellement corrompu que nous
n'en pouvions soutenir l'odeur. Nous remar-
quâmes que tout le dedans de cette matrice
étoit alteré ; ce qui nous fit juger que la cause
de la mort de cette femme, n'avoit esté autre
que la retention de ce sang coagulé, qui empê-
choit que les lochies ne coulassent, & s'estant
corrompu par le séjour dans cette partie avoit
alteré la matrice & causé tous ces accidens,
& enfin la mort. J'ay fait une pareille
observation à l'ouverture d'une autre femme
dont le sort ne fut pas meilleur, & pour
laquelle on s'estoit servy de semblables remedes.
Cela m'a obligé depuis à faire une sérieuse
attention sur l'état de cette maladie, & à
chercher d'autres moyens pour y remedier.
Enfin ayant jugé que les injections dans la
matrice y conviendroient fort bien tant pour
fortifier ces parties & pour dissoudre & dilater
ce sang retenu, que pour deterger & empécher
la corruption ; je l'ay fait, & ce remede m'a

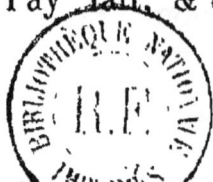

trés bien réussi toutes les fois que je m'en suis servi. J'en conseille l'usage aprés les belles experiences que j'en ay faites à des femmes du Commun & à des personnes de la premiere Qualité ; ce qui est sçû de toute la Province. »

Page 233 : « Je ne sçaurois passer sous silence, ce qui est arrivé à Madame la Presidente & Lieutenante-Generale de la Ville de Xaintes. Cette Dame revenant de la Campagne dans son carrosse, fut saisie d'une frayeur extrême de ce que ses chevaux prirent le mords aux dents. Le mouvement qu'ils donnerent au carrosse avant qu'on pût les arrester, fut si violent, que Madame la Presidente en fut blessée : Elle étoit grosse de quatre ou cinq mois, & cet accident luy causa une grande perte de sang ; Les Médecins & son Chirurgien vinrent pour la soulager ; mais comme cette perte continuoit toujours, on m'envoya chercher pour accoucher la malade. Aprés avoir examiné si elle pourroit suporter l'operation, je la trouvay accompagnée de symptômes si considerables, que je crus qu'elle courroit risque de mourir entre mes mains : Je le dis à Messieurs les Medecins & au Chirurgien, &

tous me répondirent qu'il n'y avoit point
d'autre moyen pour arrester cette perte de
sang. Je ne voulus rien entreprendre sans le
consentement de Monsieur son Epoux. Dés
que je le vids du sentiment de ces Messieurs,
je mis la main à l'œuvre avec le plus de
dexterité qu'il me fut possible. On peut juger
combien j'ay eu de peine à réussir, puisque
les voyes ordinaires n'étoient point dilatées,
& que je ne pouvois d'abord introduire le
doigt dans la matrice. Je ne voulus rien
precipiter ; Avec un peu de patience, je
conduisis l'ouvrage à sa perfection, & le flux
de sang cessa un moment aprés. Tous crierent
victoire, mais je dis à Messieurs les Medecins
qu'il faloit faire des injections dans la matrice
pour delayer quelques grumeaux de sang
qui ont coutume d'y rester, & pour la fortifier,
parce qu'elle soufre ordinairement dans de
semblables operations. Ils me repondirent
qu'il n'étoit point necessaire de rien innover,
que c'estoit l'ouvrage de la nature, qu'elle
estoit sage, & que la malade n'avoit aucune
tension à son ventre, ni qu'elle ne ressentoit
aucunes douleurs : On la laissa donc reposer,

& elle fut assez tranquile depuis les cinq heures du matin jusques au lendemain. Les vuidanges n'ayant point paru pendant tout ce temps-là, j'en tiray un mauvais augure ; En effet la fiévre survint à nostre malade ; Messieurs les Medecins luy firent prendre le quinquina, & le troisiéme jour, voyant qu'il ne faisoit rien, ils ordonnerent une saignée du pied. Enfin voyant qu'elle ne réussissoit pas mieux, ils me proposerent de faire les injections dont je leur avois parlé ; mais il estoit trop tard, la malade succomba & mourut le cinq ou sixiéme jour. — J'ay raporté cet Exemple pour avertir les jeunes Chirurgiens qui s'adonnent à la pratique des Acouchemens, de se servir de ces injections afin de prevenir de pareils accidens ; Car je puis asseurer qu'elles sont trés éficaces, & qu'elles m'ont toûjours bien réussi, particulierement dans l'acouchement de Madame de Gelaud en pareille rencontre, de Madame de Fennioux, de Madame de la Roche Courbon, de plusieurs autres Dames de Qualité, & tout recemment dans celui de la femme de Monsieur de la Tasche, Officier dans l'Election de Xaintes, abandonnée des Medecins, & à qui le même accident estoit arrivé qu'à Madame la Presidente de Xaintes. »

Les intéressantes observations qu'on vient de lire montrent d'une manière évidente que le nom du chirurgien saintongeais doit figurer dans l'histoire des injections intra-utérines.

Après avoir réparé cet oubli des auteurs, j'aurais voulu pouvoir attribuer à mon compatriote l'honneur de la priorité (1) ; mais après de nouvelles recherches, également inédites, je dois déclarer que cet honneur revient à Sanctorius (1625), le promoteur du système médical connu sous le nom d'*iatromécanisme*.

Sanctorius donne, en effet, la description, la figure et le mode d'emploi d'un appareil de son invention au moyen duquel on peut faire des injections dans la matrice (2) :

« Figura (3) continet duo instrumenta per « anulum unita, separabilia tamen, nempè « tubum, et oris uteri speculum : tubus est

---

(1) L'auteur de cette note est né au Château-d'Oléron (Charente-Inférieure).

(2) *Sanctorii Commentaria in primam fen primi libri Canonis Avicennæ*, Venetiis 1625, in-f°, colonne 435 et col. 652. — Paris, Bibliothèque nationale.

(3) Voyez la planche ci-jointe.

« longus, et exilis affixus folli quo clysteres
« injiciuntur. Secundum instrumentum est
« uteri speculum, quod exilè tubum amplecti-
« tur. Nos utimur his instrumentis hoc modo,
« prius cum digito indice sinistræ manus
« perquirimus os uteri : quo invento paulatim
« instrumenta digiti auxilio in os intromit-
« timus : sed quia sepissimè accidit, quod
« tubus ob oris plicas non possit penetrare in
« uteri cavitatem : nos constringendo speculi
« manubria ubi M dilatamus os, quo dilatato
« commodè tubus solus ubi O absq (1) speculo
« in cavitatem impellitur : inde duo maxima
« beneficia habemus : primum est quod
« extracto à folle manubrio, aqua uteri tota
« egrediatur. Secundum per dictum tubum
« possunt intromitti aquæ thermales, et decocta
« varia sicuti sunt detergentia pro sanandis
« ulceribus, et aliis uteri affectibus, qui· tam
« quam insanabiles ab aliis medicis relin-
« quuntur. »

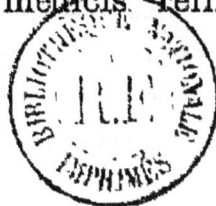

(1) Lisez : *absque* (sans).

O

M

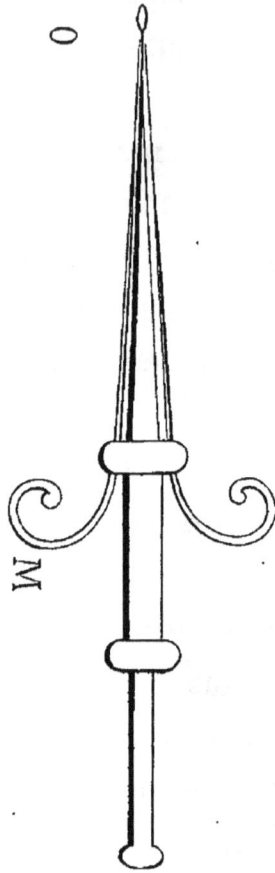

Index Instrumentorum.

Speculum uteri quo extrahimus
aquam uteri, et quo affectus
internos uteri sanamus.

Mitrenchyta qua uteri passiones
tolli poscount.

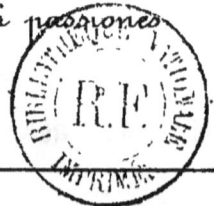